AF395090

Heilende Zahlen

in der Praxis

Methoden der alternativen

Heilkunst

Marvin Oswald

Heilende Zahlen in der Praxis
Methoden der alternativen Heilkunst

© 2011 - Marvin Oswald
1. Auflage
ISBN: 9783844805949

Herstellung und Verlag:
Books on Demand GmbH, Norderstedt
Alle Rechte liegen beim Autor

Hinweis

Der Autor hat bei der Erstellung dieses Buches Informationen und Ratschläge mit Sorgfalt recherchiert und geprüft, dennoch erfolgen alle Angaben ohne Gewähr. Verlag und Autor können keinerlei Haftung für etwaige Schäden oder Nachteile übernehmen, die sich aus der praktischen Umsetzung der in diesem Buch dargestellten Inhalte ergeben. Bitte respektieren sie die Grenzen der Selbstbehandlung und suchen sie bei Erkrankungen einen erfahrenen Arzt oder Heilpraktiker auf.

Inhaltsverzeichnis

Vorwort ur Ratgeberreihe   6

Warum Zahlen heilend wirken   8

Die Geburtszahl   11

Die Persönlichkeitszahl   16

Heilungszahlen berechnen   21

Die heilige Heilungszahl   26

Wie Heilungszahlen funktionieren   28

Heilungszahlen anwenden   34

Fernbehandlung mit Heilungszahlen   51

Zum Schluss   57

Vorwort zur Ratgeberreihe

Alternative Heilweisen finden immer stärker Eingang in die heutigen Behandlungsmethoden, nicht nur der Naturheilkundler und Geistheiler. Trotz der schulmedizinischen Tendenz, nur wissenschaftlich standardisierte und damit für alle Menschen vereinheitlichte Behandlungen anzuwenden, sind zumindest im Bereich ärztlicher Ergänzungsleistungen auch homöopathische und andere alternative Behandlungsformen immer häufiger zu finden. Sicherlich kann über die Motivation, diese Zusatzleistungen anzubieten, trefflich gestritten werden, doch möchte ich anerkennend zur Kenntnis nehmen, dass damit auch der Weg zum alternativen Heilen und damit auch zu den alternativen Heilern, vor allem Heilpraktiker und Geistheiler, für manchen Skeptiker geebnet werden kann. Gleichzeitig wird der Zulauf zu genau diesen Therapeuten und Anwendern auch größer. Die Vielfalt der Behandlungsformen spiegelt dabei die notwendige Individualität von Behandlung wider. Denn obwohl auch die alternative Heilkunde in so manchem Abgrenzungsstreit einzelner Methoden festhängt, wobei ebenfalls wirtschaftliche Interessen dazu führen, dass einige Behandlungsmethoden mit viel Aufwand angepriesen und regelrecht vermarktet werden. Erfahrene Heilkundler wissen, dass auch alternative Heilungsformen Sorgfalt und Ausbildung erfordern. Gleichzeitig gibt es eine Vielzahl an einfachen Behandlungen, die ohne großen Aufwand und ohne langes Theoriestudium erlernt werden können. Mit der Ratgeberreihe *Methoden der alternativen Heilkunst* habe ich ganz gezielt solche Methoden und Techniken ausgesucht, die mit wenig Hintergrundwissen sehr schnell in die Praxis umgesetzt werden können. Viele davon kann man kombinieren und zu einem eigenen Behandlungskonzept zusammenführen. Alle Ratgeber dieser Reihe sind so geschrieben, dass die Leserinnen und Leser sehr schnell mit kleinen Übungen nachvollziehen können, wie und vor allem auch dass die Behandlung wirkt. Der Einsatz am Patienten ist jeweils einfach und ungefährlich, da alle Techniken nicht-invasiv sind, also sehr gut zur Aktivierung der Selbstheilungskräfte eingesetzt werden können. Ich hoffe, allen Heilern, die meine Ratgeber lesen, mit interessanten Ideen und Ansätzen weitere Werkzeuge an die Hand geben zu können, um das eigene Wirken zu ergänzen, zu erweitern oder zu vereinfachen.

Marvin Oswald

Warum Zahlen heilend wirken

Das gesamte Universum besteht aus Energie. Das ist keine besonders neue Erkenntnis. Alles Materielle und alles Abstrakte oder Virtuelle, also unsere Gedanken und Gefühle sind jeweils Formen von Energie. Die Schwingung jeder Energie, die jeweils spezifische Frequenz, kann gemessen und beeinflusst werden. Wenn wir energetisches Heilen als Veränderung von Schwingungen und Frequenzen betrachten, als einen Ausgleich von Schieflagen in der Energie einer Person, dann hat auch diese Einflussnahme etwas mit Frequenzen zu tun. Das erklärt aber noch nicht, wie und warum Zahlen heilend wirken sollen.

Fragen wir zunächst einmal, was Zahlen überhaupt sind und wo sie herkommen. Wenn wir auch selten über diese Fragen nachdenken, so kommen wir doch sehr schnell zu der Erkenntnis, dass Zahlen etwas Künstliches sind. Sie sind vom Menschen erfunden, die Natur kennt keine Zahlen. Und dennoch sind Zahlen ein geeignetes naturheilkundliches Verfahren. Denn Zahlen sind Symbole für etwas sehr Reales. Sie wurden geschaffen, um Zusammenhänge greifbar zu machen, um sie auszurechnen. Mathematische Formeln können viele Zusammenhänge unserer Welt beschreibbar machen, prognostizierbar und im wahrsten Sinne des Wortes berechenbar. Alle beschreibbaren Zusammenhänge der Welt sind jedoch eigentlich Zusammenhänge von Energien, die in Wechselwirkung zueinander stehen. Einzelne Frequenzen, die im Zusammenspiel oder in Konkurrenz zueinander unser Leben ausmachen. Zahlen können dieses Zusammenspiel begreifbar machen. Sie sind ein Abbild einer bestimmten Schwingung. Zahlenreihen bilden somit verschiedene Codes ab, die komplexe Energien beschreiben. Da wir seit tausenden von Jahren die gleichen Zahlen in der ganzen Welt, unabhängig von Sprache oder Kultur benutzen, beschreiben wir mit ihnen auch immer die gleiche Frequenz. Lesen wir beispielsweise eine **EINS**, so verbinden wir damit das Einzelne, das Alleinsein, das Einzigartige, das Erste etc.

Wir können vieles mit einer Zahl verbinden, Positives wie Negatives. Doch immer ist es etwas, was die gleiche Frequenz abbildet. Der Erste zu sein und alleine zu sein, beide Zustände liegen auf der gleichen „Wellenlänge", auf der **EINS**. Sie fühlen sich dennoch unterschiedlich an. Der Erste bei einem großen Sportereignis, kann von Erfolg und Glück umgeben sein, läuft aber immer Gefahr, sehr einsam zu sein. Dieses Gefühl liegt auf der gleichen Frequenz, genau betrachtet auf einer sehr ähnlichen. Eine Zahl sowie jede Zahlenreihe kann immer viele verschiedene Inhalte transportieren. Die Zahl ist wie ein Transportmittel, auf dem sich verschiedene Aspekte der Welt bewegen können. Lesen wir die Zahl, so gehen unsere Wahrnehmung und ein Teil unserer Energie auf die Frequenz dieser Zahl und wir öffnen uns allem, was auf genau diesem Weg zu uns gelangen kann. Wir können uns also gewöhnliche Zahlen wie Türen vorstellen, die geöffnet werden, wenn wir sie lesen oder an sie denken. Was durch die jeweilige Tür kommen kann, bestimmt die Frequenzentsprechung der Zahl. Zahlenreihen oder Quersummen von Zahlenreihen bilden komplexere Frequenzen ab und definieren damit präziser, welche Schwingung zu uns durchdringen kann.

Buchstaben sind ähnlich zu betrachten. Sie sind aus Lauten entstanden, die der Verständigung dienten. Daraus hat sich Sprache entwickelt und eine Schrift. Laute waren ursprünglich und sind es damit heute noch, eine Ausdrucksform von Gefühlen. Diese können wir ebenfalls mit Zahlen beschreiben. Wenn wir also mit Heilungszahlen arbeiten, können wir auch mit Heilungswörtern oder Krankheitsbezeichnungen arbeiten, die in Zahlencodes umgewandelt werden. Wie einfach das ist und wie wirksam das Ganze angewandt werden kann, zeige ich ihnen Schritt für Schritt in diesem Ratgeber.

Die Geburtszahl

Das Geburtsdatum eines Menschen kann viel über seine Talente und Anlagen, seinen Charakter und seine Persönlichkeit, aber auch über seine Lernaufgaben und Herausforderungen verraten. Auch hier gehen wir davon aus, dass sich im Geburtsdatum, dessen Zahlen eine mathematische Schreibweise für die Tagesenergie der Geburt ist, die Schwingung zeigt, in der der betreffende Mensch und sein Organismus hineingeboren wurde. Die Geburtszahl ist daher eine Zahl, mit der wir unser ganzes Leben lang in Resonanz gehen. Daher ist es energetisch für uns günstig, uns mit unserer Geburtszahl zu umgeben, sie bei uns zu tragen oder zu visualisieren. Das ist wie eine Rückversicherung auf unsere eigene Ursprungsschwingung, die aufgrund unserer Umgebung, unserer Lernerfahrungen oder aufgrund unserer Entscheidungen immer wieder Gefahr läuft, aus dem Takt zu geraten. Wir kommen schneller zu innerer Harmonie zurück, wenn wir immer wieder Kontakt zu unserer Geburtszahl aufnehmen. Natürlich wird es dann auch wieder schädlich, wenn sich alles nur noch um diese Zahl dreht, denn dann schaukeln sich diese Schwingung sehr einseitig auf und wir streben nicht mehr nach Neuem. Die Geburtszahl hat also eine heilende Wirkung, indem sie unsere aktuelle Schwingung, sofern sie disharmonisch geworden ist, wieder zum Ursprungszustand zurück bringt. Hier gilt es also das rechte Maß zu halten.

Die Berechnung der Geburtszahl ist einfach. Wir benötigen hierzu das vollständige Geburtsdatum und bilden die Quersumme aus allen darin enthaltenen Ziffern. Hierbei erhalten wir meistens eine zweistellige Zahl.

Beispiel: **25.03.1983**
Berechnung: $2 + 5 + 3 + 1 + 9 + 8 + 3 = 31$

Aus der zweistelligen Zahl bilden wir in einem nächsten Schritt eine einstellige Quersumme:

Berechnung: $3 + 1 = 4$

Nun fassen wir beide Ergebnisse zusammen, indem wir die zweistellige Zahl zuerst notieren, dann einen Schrägstrich setzen und dahinter die einstellige Quersumme:

31/4 (gesprochen: einunddreißig vier)

Die Geburtszahl zum Geburtsdatum 25.03.1983 lautet also 31/4.

Auf diese Weise können sie ihre eigene Geburtszahl leicht ermitteln sowie natürlich die Geburtszahlen ihrer Patienten. Ist die Quersumme der zweistelligen Zahl im letzten Schritt ebenfalls zweistellig, so fassen wir solange zusammen bis eine einstellige Zahl übrig bleibt.

Beispiel: 07.02.1936

Berechnung: $7 + 2 + 1 + 9 + 3 + 6 = 28$

Aus der zweistelligen Zahl bilden wir wieder im nächsten Schritt eine Quersumme:

Berechnung: $2 + 8 = 10$

Da diese Zahl ebenfalls zweistellig ist, bilden wir wieder die Quersumme.

Berechnung: $1 + 0 = 1$

Nun fassen wir die Ergebnisse zusammen, indem wir die zweistellige Zahl zuerst notieren, dann einen Schrägstrich setzen und dahinter die einstellige Quersumme:

28/1 (gesprochen: achtundzwanzig eins)

Die Geburtszahl zum Geburtsdatum 07.02.1936 lautet also 28/1.

Weitere Beispiele zur Berechnung von Geburtszahlen

Beispiel: 15.12.1989
Berechnung: $1 + 5 + 1 + 2 + 1 + 9 + 8 + 9 = 36/9$
Gesprochen: sechsunddreißig neun

Beispiel: 31.08.1972
Berechnung: $3 + 1 + 8 + 1 + 9 + 7 + 2 = 31/4$
Gesprochen: einunddreißig vier

Beispiel: 01.01.1945
Berechnung: $1 + 1 + 1 + 9 + 4 + 5 = 21/3$
Gesprochen: einundzwanzig drei

Beispiel: 17.04.2001
Berechnung: $1 + 7 + 4 + 2 + 1 = 15/6$
Gesprochen: fünfzehn sechs

Beispiel: 29.09.1999
Berechnung: $2 + 9 + 9 + 1 + 9 + 9 + 9 = 48/3$
Gesprochen: achtundvierzig drei

Beispiel: 01.01.2000
Berechnung: $1 + 1 + 2 = 4/4$
Gesprochen: vier vier

Der Schrägstrich wird nicht mitgesprochen, wenn eine Geburtszahl angegeben wird. Das hat später noch Bedeutung, wenn wir zu den Übungen der Anwendung der Heilzahlen kommen. Die Geburtszahl entspricht bestimmten von Geburt an mitgebrachten Eigenschaften und Persönlichkeitsmerkmalen. Hierzu gibt es ausführliche Literatur. Zur Anwendung als Heilzahl ist das zunächst nicht von entscheidender Bedeutung. Ich möchte vor allem auf die Bedeutung der Geburtszahl als allgemeine Harmonisierungszahl einer Person hinweisen. Um innere Harmonie, Ausgleich bei Stress und emotionalen Belastungen aber auch die notwendige Heilungstendenz bei Erkrankungen zu finden, dient beispielsweise die Geburtszahl.

Wie mit dieser und auch anderen Heilungszahlen gearbeitet werden kann, zeige ich ihnen etwas später. Zunächst einmal möchte ich ihnen noch weitere wichtige Heilzahlen erklären und mit ihnen gemeinsam ihre Ermittlung einüben.

Die Persönlichkeitszahl

Einerseits liegt ein Großteil unserer Anlagen und damit auch unserer Persönlichkeit in der Geburtszahl. Andererseits wird uns in der Erziehung vieles mit auf den Weg gegeben. Die Namenswahl spielt hierbei eine bedeutende Rolle. Der Rufname bzw. der oder die Vornamen, für den sich unsere Eltern entscheiden, bilden die Schwingung dessen ab, was sie für uns vorgesehen haben. Das klingt merkwürdig, ist aber wahr. Die Namenswahl ist nicht zufällig. Eltern, die ein lebhaftes Kind haben möchten, wählen einen anderen Vornamen als solche, die ein eher ruhiges Kind wünschen. So fließen alle Charaktereigenschaften und Wünsche an das Kind in den Namen, den es tragen soll ein. Das geschieht natürlich nicht nach bewusster und gezielter Überlegung, sondern nach Gefühl. Und genau dieses Gefühl bzw. das Zusammenspiel der vielen Gefühle, die dabei ineinander greifen, ergibt eine Schwingung, die sich im Namen abbildet. Wir können also Persönlichkeitszahlen, und zwar für den Teil der Persönlichkeit, den wir in Auseinandersetzung mit unserer Umwelt aufbauen, aus unserem Namen heraus ableiten. Hierzu müssen wir die Buchstabenfolge unseres Namens in Zahlen übersetzen.

Das ist recht einfach, indem wir bestimmten Buchstaben bestimmte Zahlen nach einem definierten Vorgehen zuordnen. Lesen sie hierzu die entsprechenden Zahlen im Kopf der nachstehenden Tabelle für jeden Buchstaben ihres Vor- und Nachnamens ab und bilden sie daraus eine einstellige Quersumme.

1	2	3	4	5	6	7	8	9
A	B	C	D	E	F	G	H	I
J	K	L	M	N	O	P	Q	R
S	T	U	V	W	X	Y	Z	

Machen sie aus Umlauten jeweils zwei Buchstaben, ebenso aus ß (ä = ae; ö = oe; ü = ue; ß = ss).

Beispielberechnung der Persönlichkeitszahl:
Name: Martina Maier

M	A	R	T	I	N	A	M	A	I	E	R
4	1	9	2	9	5	1	4	1	9	5	9

$$4 + 1 + 9 + 2 + 9 + 5 + 1 + 4 + 1 + 9 + 5 + 9 = 59$$

Fassen sie weiter zusammen bis zur einstelligen Quersumme:

$$5 + 9 = 14$$
$$1 + 4 = \underline{5}$$

Die Persönlichkeitszahl lautet 5!

Für die Berechnung der aktuellen Persönlichkeitszahl dienen immer der aktuelle Vorname sowie der Zuname. Der Nachname kann sich aus verschiedenen Gründen ändern, beispielsweise durch Hochzeit oder Adoption. Damit verändert sich dann auch die Persönlichkeitszahl. Das ist leicht einzusehen, da mit solch deutlichen Veränderungen der Lebensumstände natürlich neue Herausforderungen, veränderte Umgebungen und neue Sichtweisen einhergehen. Viele Menschen haben einen Doppelnachnamen. Das geschieht ja auch nicht zufällig, sondern ist Ausdruck davon, etwas vom bisherigen Namen und der speziellen Schwingung behalten zu wollen. In diesem Fall werden beide Nachnamen zur Berechnung der Persönlichkeitszahl genommen. Bei mehreren Vornamen kommt es darauf an, wie die Person, die sie trägt damit umgeht. Ist ein Doppelname gleichzeitig Rufname oder identifiziert sich die Person sehr stark mit beiden oder mehreren Vornamen, so werden alle zur Berechnung herangezogen. Ein anderer Sonderfall besteht dann, wenn eine Person überwiegend mit einer Kurzform oder auch mit einem Spitznamen angesprochen wird. Identifiziert sich dieser Mensch selbst mit der Kurzform oder dem Spitznamen am besten, so können wir diese zur Berechnung nehmen.

Beispiele für Persönlichkeitszahlen bei gleichem Namen: Hans Joachim Wolf

Variante 1:   Rufname *Hans Joachim*

H	A	N	S	J	O	A	C	H	I	M	W	O	L	F
8	1	5	1	1	6	1	3	8	9	4	5	6	3	6

$$8 + 1 + 5 + 1 + 1 + 6 + 1 + 3 + 8 + 9 + 4 + 5 + 6 + 3 + 6 = 67$$
$$6 + 7 = 13$$
$$1 + 3 = \underline{4}$$

Variante 2:   Rufname *Joachim*

J	O	A	C	H	I	M	W	O	L	F
1	6	1	3	8	9	4	5	6	3	6

$$1 + 6 + 1 + 3 + 8 + 9 + 4 + 5 + 6 + 3 + 6 = 52$$
$$5 + 2 = \underline{7}$$

Variante 3:   Spitzname *Jogi*

J	O	G	I	W	O	L	F
1	6	7	9	5	6	3	6

$$1 + 6 + 7 + 9 + 5 + 6 + 3 + 6 = 43$$
$$4 + 3 = \underline{7}$$

Im Beispiel sehen sie unterschiedliche Persönlichkeitszahlen, allerdings auch die gleiche Zahl für Joachim und Jogi. Wahrscheinlich ist der Spitzname deshalb so häufig.

Zwei interessante Zahlen haben wir nun schon berechnet. Die Geburtszahl und die Persönlichkeitszahl.

Beispielrechnung für Geburts- und Persönlichkeitszahl: Peter Schmidt, 23.05.1967

Geburtszahl: $2 + 3 + 5 + 1 + 9 + 6 + 7 = 33/6$

Persönlichkeitszahl: 5

P	E	T	E	R	S	C	H	M	I	D	T
7	5	2	5	9	1	3	8	4	9	4	2

$$7 + 5 + 2 + 5 + 9 + 1 + 3 + 8 + 4 + 9 + 4 + 2 = 59$$
$$5 + 9 = 14$$
$$1 + 4 = \underline{5}$$

Harmonisierende Wirkung und größte Resonanzwirkung haben für unsere Beispielsperson vor allem die Zahlen **33**, **6** und **5**. Damit haben wir drei persönliche Heilungszahlen. Beachten sie bitte, dass Heilung hier im Sinne von Harmonisierung und damit natürlich Stärkung der Selbstheilungskräfte gemeint ist. Doch natürlich geht mit Heilzahlen noch mehr. Im nächsten Kapitel kommen wir zur Berechnung der Heilzahlen einzelner Krankheiten oder anderer Probleme.

Heilungszahlen berechnen

Es gibt viele Möglichkeiten, Heilzahlen zu konzipieren. Ich möchte ihnen in diesem Ratgeber die leichteste und damit gleichzeitig eine sehr wirkungsvolle Form vorstellen. Die Berechnung geht genauso wie die Erstellung der Persönlichkeitszahl durch Umwandlung von Buchstaben in Zahlen und Bilden einer Quersumme. Bei diesen Heilungszahlen lassen wir die Quersumme zunächst wieder zweistellig und schreiben die einstellige Quersumme hinter einen Schrägstrich. Das kennen sie bereits von der Geburtszahl. Als Ausgangspunkt nehmen wir das Problem oder die Krankheit, um genau deren Frequenz zu berechnen. Die gefundene Zahl ist ein mathematischer Ausdruck für die Frequenz der Krankheit. Sie wird gleichzeitig zur Heilungsfrequenz. Im Sinne des Resonanzprinzips heilen wir Krankheiten mit ihrer eigenen Schwingungszahl. Da wir davon ausgehen, dass der erkrankte Organismus genau diese Energie aufsucht, bieten wir ihm auch diese Energie an, nur eben nicht mit den negativen Wirkungen der Krankheit. Die Frage drängt sich auf, warum gerade auf diesem Wege eine Veränderung, eine Besserung oder Heilung möglich sein soll. Ich erkläre ihnen das im übernächsten Kapitel, bevor wir zu der Anwendung der Heilzahlen in der Praxis kommen. Zunächst einmal betrachten wir die Berechnung und im nächsten Kapitel noch eine weitere Heilzahlenmethode. Hier noch einmal die Umrechnungstabelle.

1	2	3	4	5	6	7	8	9
A	B	C	D	E	F	G	H	I
J	K	L	M	N	O	P	Q	R
S	T	U	V	W	X	Y	Z	

Machen sie aus Umlauten jeweils zwei Buchstaben, ebenso aus ß (ä = ae; ö = oe; ü = ue; ß = ss).

Beispielberechnung: Schmerzen

$$S \quad C \quad H \quad M \quad E \quad R \quad Z \quad E \quad N$$
$$1 \quad 3 \quad 8 \quad 4 \quad 5 \quad 9 \quad 8 \quad 5 \quad 5$$

$$1 + 3 + 8 + 4 + 5 + 9 + 8 + 5 + 5 = \mathbf{48}$$

Fassen sie weiter zusammen bis zur einstelligen Quersumme:

$$4 + 8 = 12$$
$$1 + 2 = \underline{\mathbf{3}}$$

Die Heilungszahl für Schmerzen lautet <u>**48/3**</u>!

Beispielberechnung: Allergie

A	L	L	E	R	G	I	E
1	3	3	5	9	7	9	5

$$1 + 3 + 3 + 5 + 9 + 7 + 9 + 5 = \mathbf{42}$$

Zusammenfassung zur einstelligen Quersumme:

$$4 + 2 = \underline{\mathbf{6}}$$

Die Heilungszahl für Allergie lautet <u>**42/6**</u>!

Beispielberechnung: Angst

A	N	G	S	T
1	5	7	1	2

$$1 + 5 + 7 + 1 + 2 = \mathbf{16}$$

Zusammenfassung zur einstelligen Quersumme:

$$1 + 6 = \underline{\mathbf{7}}$$

Die Heilungszahl für Schmerzen lautet <u>**16/7**</u>!

Wenn wir die Beispiele der Heilungszahlen mit der Geburtszahlenberechnung vergleichen, können wir uns leicht ausrechnen, dass es wohl viele Geburtszahlen gibt, die beispielsweise der Zahl der Allergie entsprechen. Menschen, die als Geburtszahl die 42/6 (zweiundvierzig sechs) haben, neigen also eher zur Entwicklung von Allergien als andere. Das ist aber kein Grund zur Sorge, höchstens zur Vorsorge. Die Zahl 42/6 transportiert sehr viele Energien, auch positive. Da muss es ja nicht zur Allergie kommen. Regelmäßige Behandlung mit der eigenen Geburtszahl wirkt einer Allergieentwicklung bei solchen Menschen allerdings entgegen. Betrachten wir einige Beispiele für Geburtszahlen, die den Heilungszahlen und damit auch den „Krankheitszahlen" aus unseren Beispielen entsprechen.

Beispiel: **25.08.1989**
Berechnung: $2 + 5 + 8 + 1 + 9 + 8 + 9 = 42/6$
              $42/6 = \text{Allergie}$

Beispiel: **01.01.1940**
Berechnung: $1 + 1 + 1 + 9 + 4 = 16/7$
              $16/7 = \text{Angst}$

Beim zweiten Beispiel wurde die Person im zweiten Weltkrieg geboren. Hier liegt eine Verbindung zum Thema Angst. Solche Zusammenhänge sind nicht immer so offensichtlich, finden sich aber bei genauer Analyse in allen Fällen. Auf den nächsten Seiten habe ich einige Heilzahlen für sie vorbereitet. Weitere können sie ganz einfach wie beschrieben berechnen.

Beispiel für Heilungszahlen

Abszess	19/1
Alkoholismus	47/2
Allergie	42/6
Angst	16/7
Asthma bronchiale	68/5
Bluthochdruck	56/2
Bronchitis	54/9
Durchfall	40/4
Ekzem	24/6
Erbrechen	51/6
Grippe	44/8
Hämorrhoiden	79/7
Migräne	45/9
Neurodermitis	71/8
Schnupfen	43/7
Tinnitus	36/9
Übergewicht	63/9
Verbrennung	59/5
Warzen	33/6

Die heilige Heilungszahl

Heiler in der ganzen Welt sind auf der Suche nach universellen Heilungszahlen. Wenn wir unterstellen, dass alles in der materiellen Welt aus Energie besteht und Energie eine Form der Schwingung ist, macht diese Suche durchaus Sinn. Denn Zahlen, das haben wir bereits gesehen, symbolisieren Schwingungen und können damit Schwingungen erzeugen, verstärken, mildern oder auch entgegenwirken.

Die interessanteste Heilungszahl ist die Zahlenkombination *3 3 9 6 8 1 5*. Sie wurde von dem Heiler Dr. Zhi Gang Sha mitgeteilt und gilt als universelle Zahl der Heilung. Die Anwendung ist einfach und unterscheidet sich nicht von den Techniken des Heilens mit anderen Zahlen. Heilende Zahlen werden visualisiert, auf Karten notiert und mitgetragen, meditiert, gesungen oder spezielle Rituale damit gemacht. Im übernächsten Kapitel zeige ich ihnen die einfachsten und besten Methoden zur therapeutischen Arbeit mit Heilzahlen. Dr. Zhi Gang Sha empfiehlt, die heilige Heilungszahl, die in allen Sprachen wirkt, Zahlen sind ja auch international gleiche Symbole, in Mandarin auszusprechen. Das Sprachbild für die Zahlenkombination lautet *San San Jiu Liu Bah Yao Wu*.

3	3	9	6	8	1	5
San	*San*	*Jiu*	*Liu*	*Bah*	*Yao*	*Wu*

Das ist eine vergleichsweise lange Zahlenkombination, die aber leicht auswendig zu lernen ist. Es gibt verschiedene Heilzahlensystem, die mit sehr langen Kombinationen arbeiten. Es spricht nichts dagegen. Ich persönlich bevorzuge einfache Systeme, wobei ich die heilige Heilungszahl häufig anwende. Das ist aber nur eine lange Ziffernfolge, die sie auswendig kennen sollten. Die anderen empfehle ich, mit der vorgestellten Berechnung des letzten Kapitels zu ermitteln und gemeinsam mit der heiligen Heilungszahl oder alleine anzuwenden. Wir könnten übrigens auch mit langen Ziffernfolgen arbeiten, indem wir einfach alle Zahlen für die einzelnen Buchstaben als Heilungszahl nehmen. Allergie hat dann die Heilungszahl 13359795. Auch dagegen spricht nichts. Die Zusammenfassung zur kürzeren Heilungszahl 42/6 entspricht der gleichen Schwingung. Daher können wir mit der kürzeren Zahl arbeiten. Die heilige Heilungszahl fasse ich nicht zusammen, da sie auf anderem Wege entstanden ist. Ihre Wirkung ist sehr gut. Prägen sie sich die Zahl bitte ein.

Wie Heilungszahlen funktionieren

Heilende Zahlen sind Ziffernkombinationen, die eine ausgleichende Tendenz zu Problemen, Störungen und Krankheiten haben. Grundsätzlich sind hierbei zwei Vorgehensweisen möglich. Einerseits könnten wir einer krank machenden Schwingung eine entgegengesetzte Frequenz präsentieren, um damit die Schwingung zu neutralisieren. Das ist möglich, nur müssen wir dazu wissen, was es bedeutet, eine wirklich gegenläufige Frequenz zu erzeugen. Wir brauchen einen Umrechnungsweg. Einfach ausgedrückt können wir festhalten, dass wir eine Art Gegenzahl zum Problem brauchen. Diese Vorgehensweise ist insgesamt gesehen nicht sehr günstig. Viel häufiger wird mit der Schwingungsfrequenz der Störung gearbeitet. Das ist nicht neu. Gleiches mit Gleichem behandeln wird oft gesagt und damit angesprochen, dass eine selbstheilende Wirkung mit der Präsentation der Ursache des Problems in geeigneter Form und Dosierung eingeleitet werden kann. Auch das ist richtig und hat Vorteile. Die Frequenz und damit die passende Zahl einer Störung können wir berechnen. Außerdem beachten wir hiermit die Tatsache, dass der Organismus der behandelten Person die Schwingung der Krankheit durch seinen eigenen Zustand aufgenommen hat. Es ist eine Resonanz entstanden. Wenn wir davon ausgehen, dass Resonanzen entstehen, weil wir ähnliche Frequenzen eher aufnehmen als verschiedene, also solche wie magnetisch anziehen, die unserer eigenen Frequenz entsprechen, dann löschen wir diese Bestrebung nicht einfach aus, indem wir eine andere Frequenz als Neutralisation dagegen halten. Das Bedürfnis unseres Organismus nach der krank machenden Frequenz bleibt dabei zunächst einmal bestehen. Meist wird dieses Resonanzprinzip wenig erklärt oder sehr kompliziert. Es gibt tatsächlich auch viele unterschiedliche Sichtweisen dazu. Ich möchte ihnen eine einfache Erklärung dafür anbieten, warum mit heilenden Zahlen, die der Störung entsprechen, behandelt werden kann.

Nach der Methode der Heilzahlenberechnung, die ich ihnen vorschlagen möchte, lautet die Heilungszahl für Schmerzen 48/3. Eine Person, die beispielsweise von unerklärbaren Schmerzen oder psychosomatischen Schmerzen betroffen ist, kann nun mit genau dieser Zahl behandelt werden, obwohl sie ja die Schwingung der Schmerzen abbildet und transportiert. Tatsächlich ist es aber so, dass eine Zahl immer sehr viele Zustände und Empfindungen ausdrückt. Jede Zahl kann Positives oder Negatives transportieren. Die Frequenz einer Zahl ist wie eine Leitung, durch die sehr viele Energiezustände transportiert werden können. Der Patient mit den starken Schmerzen ist aufgrund seines eigenen energetischen Zustandes wie eine Andockstelle für diese Leitung. Sie wird zur Zapfsäule, die ihn mit Energien „betankt". Ob diese Zapfsäule ihn nun mit Schmerzen oder mit einer positiven Energie betankt, hängt von verschiedenen Faktoren ab, beispielsweise davon, welche Energie in seinem Umfeld gerade vorherrscht und diese Leitung benutzt. Aber auch davon, wie sein genaues Empfangsprogramm im Innern seines Organismus angelegt ist. Glaubenssätze und Überzeugungen, erlernte Haltungen und abgespeicherte Lebenserfahrungen bilden ein sehr komplexes inneres Gefüge, das ähnlich nur sehr viel komplexer wie ein Computerprogramm wirkt. Dieses Programm legt fest, welche Energie bzw. welche Frequenz aus dem Angebot der angezapften Leitung besser durchgelassen wird.

Bei der Heilung mit Zahlen besteht der einfachste und absolut praktikable Weg darin, die Zahl an sich so intensiv darzubieten wie möglich, um damit - einfach ausgedrückt - die angestrebte Frequenz möglichst inhalts- und wertneutral anzubieten. Wenn wir davon ausgehen, dass es im Grunde genommen die Schwingung ist, die gebraucht oder angezogen wird, können wir uns auch leicht vorstellen, dass die Zahl an sich, die ja genau diese Frequenz repräsentiert, das Bedürfnis abdeckt. So wird zweierlei erreicht: Einerseits wird das Bedürfnis nach dieser Frequenz befriedigt, andererseits wird der Zufluss der gleichen Frequenz mit störenden Inhalten unterbrochen. Genauer gesagt wird er schrittweise weniger. Um in dem Vergleich mit der Zapfsäule zu bleiben, können wir sagen, durch die Behandlung mit der Heilungszahl, die der Störungsfrequenz entspricht, betanken wir den Patienten mit der von ihm gesuchten Frequenz, füllen also den Tank mit neutralen Inhalten oder besser noch mit positiven Inhalten auf. Ist sein innerer Tank soweit gefüllt, koppelt er die störende Leitung ab. Das klingt ein bisschen technisch, vereinfacht betrachtet läuft es aber genau so.

Die Vielzahl an Frequenzen, die uns umgeben und die unser Organismus speichert, bildet zusammen genommen eine Art Harmonie der Schwingungen in unserem Innern, wenn wir uns als ausgeglichen und gesund erleben. Wir können uns das etwa so vorstellen, wie ein großes Orchester, das unsere persönliche Sinfonie spielt. Hierzu sind viele Instrumente erforderlich und eine bestimmte Abfolge, ein bestimmter Rhythmus des Zusammenspiels. Fällt ein Instrument aus, fehlt es zur Herstellung der Harmonie. Wir suchen intuitiv danach, nach der entsprechenden Frequenz. Im besten Fall finden wir schnell wieder das ausgefallene Instrument, weil es gerade im Angebot unserer Umgebung zu finden ist. Möglicherweise aber finden wir nur einen Ersatz, der auf der gleichen Frequenz geliefert wird, aber kein Instrument ist, sondern irgendein anderes Gerät, das unserem Orchester nicht hilft. Die Schieflage bleibt bestehen, wird möglicherweise noch größer. Stellen wir uns einmal ganz einfach vor, eine Oboe fällt in einem virtuosen Orchester aus und geliefert wird ein Rührgerät, das eine sehr ähnliche Bestellnummer hat. Das Orchester würde weiterhin ohne Oboe spielen müssen. Das Rührgerät würde zusätzlich Schaden anrichten und die vielleicht immer noch schöne Melodie des Orchesters empfindlich stören. In einem wirklichen Orchester würde das Rührgerät zurückgeliefert und käme gar nicht erst zum Einsatz. In unserem Innern bildet es die fehlende Frequenz ab und läuft automatisch los, wie ein Computerprogramm oder eine eingelegte CD. Wir müssen die fehlende Frequenz wieder auffüllen, am besten mit positiv besetzten Inhalten. Positiv können wir Heilungszahlen am einfachsten aufladen, indem der Geistheiler oder Heilpraktiker, der sie anwendet, möglichst frei von Belastungen und störenden Gedanken ist. Das ist natürlich nur für die Situation der Behandlung erforderlich, nicht für sein ganzes Leben. Das wäre unrealistisch. Wir alle haben gute und schlechte Tage und eigene Disharmonien, die dazu führen, dass auch wir Frequenzen suchen, die nicht immer positiv aufgeladen sind. Vom energetischen Heilen mit Handauflegen, Reiki oder Quantenheilung wissen wir, dass es gar nicht so schwer ist, für die Dauer der Behandlung, eigene zielgerichtete Gedanken abzuschalten, nachdem positiv besetzte Affirmationen den Organismus für helfende und konstruktive Inhalte öffnen.

Ich empfehle daher grundsätzlich, vor jeder Behandlung eine kurze Meditation zu machen, gerne mit dem Patienten zusammen. Ich mache diese Meditation immer am Anfang eines Behandlungstages, dann noch einmal kurz vor der eigentlichen Behandlung und zum Abschluss. Die letzte Kurzmeditation mache ich dann an diesem Tag, nachdem der letzte Patient behandelt wurde. Es gibt auch andere Methoden der energetischen Reinigung. Bleiben sie auch hierbei gerne bei ihrer Routine und bei ihren Erfahrungen. Bei Heilungen geht es natürlich immer um Zielsetzungen. Diese sollten auch gar nicht verdrängt werden. Fokussieren sie sich mit ihrem Patienten auf seine Heilungsziele und lassen sie dann los. Das ist wichtig. Während der Sitzung mit Heilungszahlen, ob als Fernbehandlung oder im direkten Kontakt, sollten sie alle Gedanken loslassen.

Heilungszahlen anwenden

Im vorliegenden Kapitel möchte ich ihnen nun einige Möglichkeiten aufzeigen, Heilzahlen therapeutisch anzuwenden. Das geht einerseits zur Selbstanwendung, andererseits können die vorgestellten Techniken natürlich auch in der Arbeit mit Patienten in der Praxis eingesetzt werden. Probieren sie am besten alle Varianten im Selbstversuch oder mit ihren Patienten aus und entscheiden sie dann, welche sich am besten anfühlen oder am leichtesten in ihre Therapien integriert werden können. Denken sie immer daran, dass das Heilen mit Zahlen ihre Therapien nicht ersetzen soll. Heilungszahlen können eine hilfreiche Ergänzung sein, auch weil sie für Patienten einfach anzuwenden sind. Es ist sicherlich jedem Menschen möglich, eine Heilzahlenkarte bei sich zu tragen und so die passende Heilungszahl oder die Geburtszahl als Schwingung direkt am Körper, beispielsweise in der Hosentasche, mitzuführen. Auch die „aufwändigeren" Methoden, die sie auf den nächsten Seiten finden, sind nicht wirklich mit viel Aufwand verbunden. Sie sind allesamt einfach zu erlernen und leicht anzuwenden. Fehler kann man dabei nicht wirklich machen. Nebenwirkungen gibt es auch nicht, wenn wir die Zahlen richtig berechnen.

Das Heilungskärtchen

Fertigen sie ein kleines Heilzahlenkärtchen an, etwa in der Größe einer Visitenkarte. Ermitteln sie die Geburtszahl und die Persönlichkeitszahl des Patienten und die Heilungszahl der Krankheit. Schreiben sie die Geburts- und Persönlichkeitszahl auf die eine und die Heilungszahl auf die andere Seite des Kärtchens. Alternativ kann die heilige Heilungszahl aufgeschrieben werden. Dieses Kärtchen soll der Patient in der nächsten Zeit mit sich tragen, bis es ihm wieder besser geht. Andere Behandlungen dürfen selbstverständlich wie bei allen weiteren vorgestellten Techniken auch weitergehen.

Beispiel zur Erstellung des Zahlenkärtchens

Patientenname: Markus Bohde
Geburtsdatum: 26.07.1976
Krankheit: Magengeschwür

Berechnung der Geburtszahl:

$$2 + 6 + 7 + 1 + 9 + 7 + 6 = \mathbf{38}$$
$$3 + 8 = 11$$
$$1 + 1 = \mathbf{2}$$
$$\underline{\mathbf{38/2}}$$

Berechnung der Persönlichkeitszahl:

1	2	3	4	5	6	7	8	9
A	B	C	D	E	F	G	H	I
J	K	L	M	N	O	P	Q	R
S	T	U	V	W	X	Y	Z	

M A R K U S B O H D E
4 1 9 2 3 1 2 6 8 4 5

$$4 + 1 + 9 + 2 + 3 + 1 + 2 + 6 + 8 + 4 + 5 = 45$$
$$4 + 5 = \underline{\mathbf{9}}$$

Berechnung der Heilungszahl:

M A G E N G E S C H W U E R
4 1 7 5 5 7 5 1 3 8 5 3 5 9

$$4 + 1 + 7 + 5 + 5 + 7 + 5 + 1 + 3 + 8 + 5 + 3 + 5 + 9 = \mathbf{68}$$
$$6 + 8 = 14$$
$$1 + 4 = \mathbf{5}$$
$$\underline{\mathbf{68/5}}$$

Das Zahlenkärtchen sieht so aus:

38/2 - 9	68/5
Achtunddreißig Zwei Neun	Achtundsechzig Fünf
Vorderseite	Rückseite

Heilzahlen aufmalen

Heilzahlen können ähnlich wie heilende Zeichen direkt auf den Körper des Patienten aufgemalt bzw. aufgeschrieben werden. Hierzu ermitteln sie die Heilungszahl und schreiben diese so wie in diesem Buch, also mit Schrägstrich, mit einem Stift auf den Körper des Patienten, am besten auf die betroffene Körperstelle, bei inneren Organe natürlich auf die Haut, an der Stelle, wo das Organ etwa liegt.

Hierzu gibt es einige Anmerkungen zu machen. Nicht jeder Patient mag eine Zahl auf seiner Haut mit sich tragen. An sichtbaren Stellen ist das natürlich auch nicht so zweckmäßig. Benutzen sie einfach einen Stift mit unsichtbarer Tinte. Solche Stifte gibt es überall im Buchhandel. Ich benutze immer einen Stift, der mit unsichtbarer Tinte gefüllt ist und eine kleine Lampe an der Spitze hat. Sie leuchtet violett und macht die Schrift sichtbar. So kann man einfach kontrollieren, dass die Zahl richtig geschrieben wurde. Außerdem gibt es Erkrankungen, die einen großen Bereich des Körpers betreffen, beispielsweise das Herz-Kreislaufsystem oder den Stoffwechsel. Hierzu gibt es zwei Möglichkeiten. Wenn sie sich mit dem Körper und seinen Funktionen auskennen, wovon ich einmal ausgehe, wenn sie Patienten behandeln, dann schreiben sie die Heilungszahl auf die wesentlichen Schaltstellen oder Punkte des betroffenen Systems. Beim Herz-Kreislaufsystem bieten sich beispielsweise die Herzregion, die Schlagader im Handgelenk und die Venen in den Armbeugen an. Wählen sie die Stellen, die auch bei Untersuchungen eine Rolle spielen oder wie im beschriebenen Fall einen Zugang zum System erlauben, hier beispielsweise das Pulsfühlen und Blutabnahme. Beachten sie bitte, dass sie immer auch auf der gegenüberliegenden Körperseite die Zahlen aufmalen können. Anstatt die Herzgegend auf der Vorderseite des Körpers zu wählen, können die Zahlen auch auf den Rücken geschrieben werden.

Anstelle dieser Vorgehensweise können sie auch den Solarplexus als zentrale energetische Stelle des Körpers wählen, um dort die Heilungszahl aufzumalen. Bei Behandlung psychischer Störungen und emotionaler Probleme empfehle ich die beiden Stellen *Stirn* und *Solarplexus*. Die Stirn wähle ich in diesen Fällen aufgrund der Verbindung zum Denken im Verstand und den Solarplexus als Verbindung zum energetischen Ungleichgewicht. Eine Wirkung stellt sich aber auch ein, wenn die Zahl an einer beliebigen Stelle aufgemalt wird. Wenn wir ein Zahlenkärtchen in der Hosentasche tragen, funktioniert es ja auch. Entscheiden sie selbst.

Handauflegen

Schreiben sie die benötigte Heilungszahl für ihren Patienten mit einem unsichtbaren Stift in ihre eigene Hand. Ob sie die rechte oder linke Hand nehmen, hängt davon ab, welche Hand sie üblicherweise oder vom Gefühl her für das Auflegen nehmen möchten. Legen sie diese Hand mit geschlossenen Augen auf die kranke Körperstelle des Patienten oder auf seinen Solarplexus. Visualisieren sie gleichzeitig die Heilungszahl und halten sie diese Position für einige Minuten. Beenden sie den Kontakt und waschen sie ihre Hände mit Seife und Wasser.

Wenn sie mit dem Handauflegen vertraut sind, weil sie Reiki oder Quantenheilung kennen oder schon anwenden, kennen sie sich damit sicherlich aus. Für alle, die bisher die Hände nicht zum Auflegen benutzt haben, möchte ich einige Hinweise geben. Waschen sie sich vor dem Auflegen und nach dem Auflegen immer die Hände gründlich mit Seife und Wasser. Spülen sie die Hände am Ende mit kaltem Wasser ab. Legen sie eine Hand flach auf die betroffene Stelle oder halten sie die Hand in ca. 15 Zentimeter Entfernung über den Körper des Patienten. Achten sie auch hierbei auf eine waagerechte Position ihrer Hand. Die Heilzahl muss nicht unbedingt in ihre

Hand geschrieben werden. Es genügt auch die Visualisierung der Zahl. Mit der aufgeschriebenen Zahl wirkt es meist noch intensiver. Die Heilungszahl wird bei ihnen selbst keine Störung verursachen. Wenn sie selbst auf Energieausgleich achten und möglichst von jeder Zielvorstellung oder Heilungsabsicht einmal loslassen, wirken sie wie ein Katalysator für die Heilungszahl und fördern den Zufluss heilender Inhalte auf der Frequenz dieser Zahl. Als Heiler oder Therapeut sind sie ohnehin in Kontakt mit Krankheiten und müssen sich frei von Übergriffen der Symptome machen. Wenn sie sich mit eigenen Interessen und eigenen Problemen zurückhalten und den Raum in der Therapie ganz frei machen für ihren Patienten, bleiben sie auch unbeeinflusst von seiner Krankheit. Außerdem fließen auf der Frequenz der Heilungszahl ja auch die positiven Kräfte. Genau die fördern sie durch das Handauflegen. Waschen sie dennoch die Zahl von ihrer Hand wieder gründlich ab, denn die Zahl ist nur in Verbindung mit diesem Patienten wichtig, nicht für den nächsten!

Alternativ können sie übrigens ein Zahlenkärtchen zwischen ihre Hand und den Körper des Patienten legen, dann ersparen sie sich das Aufschreiben auf ihre Hand. Waschen sie die Hand trotzdem vorher und nachher.

Heilzahlen visualisieren

Schreiben sie die benötigte Heilungszahl für ihren Patienten mit dicken schwarzen Buchstaben auf ein weißes Blatt Papier. Am besten drucken sie die Zahl im Fettdruck mit einem Drucker aus. Lassen sie den Patienten nun konzentriert auf diese Zahl starren. Im Hintergrund sollte Musik laufen. Nach etwa 30 Sekunden soll der Patient die Augen schließen. Er sieht nun ein Abbild (eine Art Negativ) der Zahl bei geschlossenen Augen. Er soll die Augen geschlossen halten und anzeigen, wenn die Zahl wieder verschwindet. Wiederholen sie den Ablauf noch einmal.

Diese Übung ist eine Art der passiven Visualisierung. Bei aktiven Visualisierungen stellen wir uns eine Zahl vor dem inneren Auge vor. Das geht natürlich auch. Einfacher ist diese passive Visualisierung, die physiologisch funktioniert und das innere Bild der Zahl für mehrere Sekunden lang bei geschlossenen Augen abbildet, auch dann, wenn wir vielleicht unkonzentriert sind und an etwas anderes denken. Geben sie dem Patienten den Ausdruck mit, damit er zu Hause jeden Tag damit arbeiten kann. Die Selbstanwendung ist einfach. Testen sie die Übung einfach einmal mit der Zahl auf der nächsten Seite.

88

Starren sie 30 Sekunden lang auf diese Zahl und
schließen sie dann die Augen!

Wiederholen sie die Übung einige Male. Sie sehen natürlich bei geschlossenen Augen ebenfalls die Zahl 88. Das ist reine Physiologie, hilft aber bei der Behandlung mit Zahlen ungemein. Unser Bildgedächtnis nimmt diese angestarrte Zahl bereits auf und speichert sie. Durch den zusätzlichen visuellen Eindruck bei geschlossenen Augen geht sie in eine tiefere Ebene über und verankert sich in unserem Innern. So wie das bei geschlossenen Augen sichtbare Bild langsam wieder verblasst, verblasst auch die Wirkung der gespeicherten Zahl, allerdings viel langsamer. Das gilt natürlich auch für aktive Visualisierungen oder aufgemalte und durch Körperschweiß und Wasser zerlaufende Zahlen. Daher sollte der Patient mindestens einmal täglich, besser dreimal, diese Übung machen. Zur Vorbeugung, also zum rechtzeitigen Wiederherstellen und Erhalten eines ausgeglichenen Energiezustandes kann diese Übung regelmäßig mit der Geburtszahl oder mit der heiligen Heilungszahl gemacht werden. Fertigen sie sich einfach einige Karten an. Verwenden sie am besten einen großen Ausdruck auf DIN A5 oder sogar DIN A4. Wer regelmäßig meditiert oder mit Selbsthypnosen arbeitet, kann selbstverständlich auch aktiv visualisieren und die gleiche Wirkung erzielen. Für ungeübte Patienten ist die beschriebene Vorgehensweise meist (am Anfang) leichter.

Heilendes Wasser - „Wasserübertragung"

Schreiben sie die Heilungszahl für ihren Patienten auf einen Zettel und halten sie diesen in der linken Hand. Halten sie gleichzeitig in der rechten Hand ein Glas Wasser. Schließen sie nun die Augen und „übertragen" sie die Information auf dem Zettel in das Wasser. Stellen sie sich hierzu eine Verbindungslinie zwischen der Heilungszahl auf dem Zettel und dem Wasserglas vor. Konzentrieren sie sich auf diese Vorstellung für ca. 3 Minuten. Anschließend kann der Patient das Wasser schluckweise austrinken.

Die Wasserübertragung ist ein altes Mittel zur Speicherung von Informationen im Wasser. Aufgrund seiner Struktur ist Wasser ein guter Informationsträger. Ähnliche Aufladungen mit Informationen können auch mit kristallinen Strukturen gemacht werden, besonders gut mit einem Bergkristall. Wasserübertragungen werden auch bei Farbtherapien und Behandlungen mit Heilzeichen gemacht. Eine Variante besteht darin, einen kleinen Krug mit Wasser auf einen Zettel zu stellen, auf dem die Information geschrieben steht, die übertragen werden soll. Notieren sie also einfach die Heilungszahl und stellen sie den Krug mit frischem Wasser darauf. Die gewünschte Information überträgt sich dann von selbst. Das Wasser sollte nicht in einem Zug getrunken werden, sondern langsam und schluckweise, damit sich die Wirkung entfalten kann. Wenn das Glas oder der Krug mit warmem Wasser ausgespült wird, ist die Information wieder gelöscht.

Wasser als Informationsspeicher hat in der Naturheilkunde eine lange Tradition. Getrunkenes Wasser gelangt bis in die einzelnen Körperzellen unseres Organismus und entfaltet dort seine Wirkung durch Weitergabe der gespeicherten Informationen. Mit Heilwasser wird also tatsächlich jede Zelle des Körpers informiert. Geben sie der Information Zeit, die Wirkung langsam zu entfalten. Denken sie daran, dass Veränderungen im Organismus und damit auch das Gesundwerden eine gewisse Zeit benötigen. Durch das Trinken von Unmengen Wasser geht das nicht schneller. Ein Glas am Morgen und eines am Abend genügen vollkommen. Wenn möglich sollte die Übertragung in Ruhe und jeweils unmittelbar vor dem Trinken gemacht werden. Die Konzentration auf die Heilungszahl und die gedankliche Verbindung mit dem Wasserglas bringen die Frequenz der Zahl so richtig zum Schwingen. Die Zahl entfaltet so ihre Wirkung besser.

Zahlen Coaching

Schreiben sie ihre Persönlichkeitszahl auf ein Blatt Papier und notieren sie ein Heilungsziel in diese Zahl. Konzentrieren sie sich auf das Bild der Zahl und schließen sie dann die Augen. Konzentrieren sie sich weiter auf das Bild, visualisieren sie es vor ihrem inneren Auge und stellen sie sich dabei vor, wie die Zahl und das darin stehende Wort immer kleiner zusammengepresst werden.

Das Zusammenpressen symbolisiert die Verdichtung und Konzentration des angestrebten Ziels. Auf der folgenden Seite habe ich ein Beispiel abgedruckt. Diese Form der Visualisierung kann entweder zur Selbstanwendung gemacht werden oder für einen Patienten. Sie kann selbstverständlich mit anderen energetischen Behandlungen wie Handauflegen kombiniert bzw. gleichzeitig gemacht werden oder auch als Fernbehandlung. Bei dieser Technik gibt es einiges zu beachten. Der Name Coaching deutet bereits darauf hin, dass es sich um eine Art Training handelt. Die beste Wirkung entfaltet die Übung entsprechend auch immer dann, wenn es um eine Veränderung geht, die im Bereich des Verhaltens des Patienten liegt. Typische Coachingthemen wie Vorbereitung auf Prüfungssituationen, Vorstellungsgespräche, Präsentationen oder Verhalten in Konfliktsituationen lassen sich mit dieser Methode gut bearbeiten. Daher nehmen wir auch als Rahmen die Persönlichkeitszahl. Sie wirkt immer dann am stärksten, wenn es um das aktive Handeln einer Person geht.

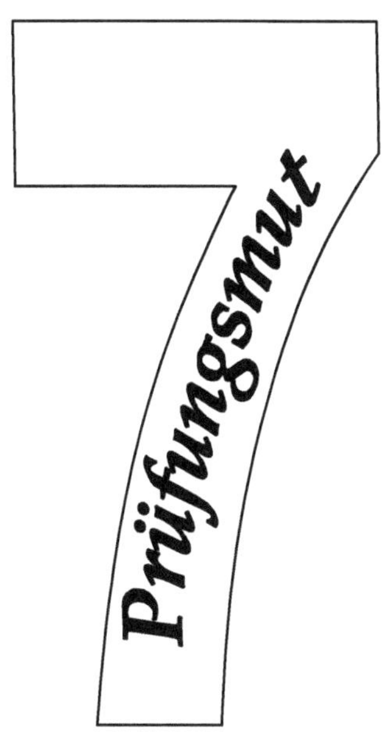

Formulieren sie hier das Ziel, nicht das Problem. Das geschriebene Wort transportiert die Schwingung, die wir mit dem Inhalt verbinden. Die Heilungszahl für das Wort Prüfungsangst ist hingegen neutral. Sie füllt die angestrebte Frequenz auf und wirkt damit heilend. Machen sie sich noch einmal klar, dass Heilzahlen, die nach dem Prinzip ermittelt werden, dass ich ihnen vorgestellt habe, aus dem Wort für das Problem gebildet werden. Die berechnete Zahl entspricht der Schwingung, die vom Organismus des Patienten aufgesucht wird. Diese Frequenz kann negative Inhalte transportieren, bei Patienten die behandelte Krankheit, oder auch positive Inhalte. Ich habe bereits erläutert, dass es darauf ankommt, welche Inhalte sich in der Umgebung des Patienten auf den angestrebten Frequenzen gerade befinden und wie sein inneres Wertesystem aussieht. Die Heilungszahl wird als neutrales Abbild der Frequenz angeboten und natürlich durch unsere Konzentration, die Heilungsabsicht und die Einbettung in den therapeutischen Ablauf positiv besetzt. Das Wort Prüfungsangst hingegen hat eine negative Wirkung. Daher nehmen wir eine positive Zielformulierung beim Zahlen Coaching. Die heilende Schwingung spendet die Persönlichkeitszahl. Sie steht für all das, was die Persönlichkeit erreichen kann, also vor allem für die Möglichkeiten des aktiven Verhaltens und Schaffens. Die Geburtszahl kann ebenfalls zum Einsatz kommen. Das mache ich allerdings nur bei der Behandlung von Krankheiten mit dieser Technik. In diesem Fall nehmen sie bitte die einstellige Quersumme.

Zahlen flüstern oder singen

Ermitteln sie die Heilungszahl für die behandelte Krankheit oder arbeiten sie alternativ mit der heiligen Heilungszahl. Schließen sie die Augen und flüstern sie die Zahl. Wiederholen sie diese immer wieder und werden sie dabei schneller. Konzentrieren sie sich und steigern sie das Tempo langsam. Werden sie nur so schnell, dass sie die Zahl noch deutlich und ohne zu stolpern aussprechen können. Wiederholen sie die Zahl für mindestens fünf Minuten.

Mit dem ständigen Wiederholen der Heilungszahl bringen sie die Zahl immer stärker zum Schwingen. Sie entfaltet entsprechend eine stärkere Wirkung. Zahlen symbolisieren Schwingungen und haben damit bereits eine Eigenschwingung. Das stellen wir beispielsweise fest, wenn wir einen Krug Wasser auf eine Heilungszahl stellen. Die Eigenschwingung des geschriebenen Zahlensymbols wirkt. Dennoch ist diese Schwingung gering im Vergleich zu derjenigen, die beim Sprechen, Singen oder auch bei gedanklicher Beschäftigung mit der Zahl entsteht. Durch Konzentration und passive oder aktive Visualisierung steigt die Energie der Zahl. Das ist vergleichbar mit einem Musikstück auf einer CD. Die Information ist auf der CD. Abgespielt wirkt sie erst richtig schön und harmonisch. Heilungszahlen können ebenso gesungen werden. Hierzu bieten sich im Grunde alle Melodien an, am besten natürlich Mantragesänge, wenn sie damit vertraut sind. Patienten können sie leicht dazu anleiten, Zahlen zu Hause selbst zu flüstern oder in Melodien zu verpacken. Das fällt den meisten Menschen, zumindest wenn sie alleine sind, ziemlich leicht.

Das Zahlenflüstern eignet sich ganz besonders für die Arbeit mit der heiligen Heilungszahl als Ergänzung zu weiteren Behandlungen. Versuchen sie hierbei die Zahl in Mandarin auszusprechen. So hat sie die stärkste Wirkung.

San San Jiu Liu Ba Yao Wu

Obwohl das Zahlenflüstern leicht ist, sollte etwas geübt werden. Es ist kein Drama, wenn sie sich einmal versprechen. Es unterbricht die Harmonie nur kurz und es entstehen keine Nachteile. Sie werden gleichzeitig feststellen, dass es sich viel besser anfühlt, wenn das schnelle Flüstern fließend und ohne Stolpern geht. Bei einem mehrminütigen Flüstern entsteht ein leichter Trancezustand, der die Wirkung zusätzlich fördert, weil wir uns in Trance innerlich mehr von ablenkenden Gedanken distanzieren.

Fernbehandlung mit Heilungszahlen

Fernbehandlungen gibt es bei allen energetischen Heilsystemen. Energetische Heiler wissen aus Erfahrung, dass Behandlung über große Distanzen möglich ist. Selbstverständlich geht das auch mit Heilungszahlen, die wir in ausreichend Schwingung versetzen. Ich möchte ihnen zum Abschluss dieses Ratgebers einige einfache Techniken hierzu vorstellen, die alle leicht anzuwenden sind.

Zunächst einmal ist es wichtig, dass sie für Fernbehandlungen Kontakt zur Person aufnehmen, die behandelt werden soll. Hierzu eignet sich meiner Ansicht nach am besten die Stimme. Auch in der Stimme drücken sich die aktuelle sowie die gespeicherte Energie eines Organismus aus. Moderne Stimmanalysesysteme können das sogar mit technischen Geräten messen und nachvollziehen. Für uns ist es aber nicht entscheidend, die Stimme zu analysieren oder irgendwelche Schlussfolgerungen aus ihr zu ziehen. Es geht darum, eine gewisse Resonanz aufzubauen zwischen unseren Patienten und uns. Es versteht sich von selbst, dass eine Fernbehandlung keinen Gang zum Arzt oder Heilpraktiker ersetzt. Außerdem ist ein Foto des Patienten hilfreich, wenn wir ihn nicht persönlich oder nicht gut kennen.

Wenn sie eine Person so gut kennen, dass sie sich ihr Bild vorstellen bzw. die Person bei geschlossenen Augen gut visualisieren können, geht es auch ohne Foto. Des Weiteren sollten sie immer eine bestimmte Zeit der Fernbehandlung vereinbaren. Die generelle Wirkung ist sicherlich davon nicht abhängig. Dennoch ist die heilende Wirkung intensiver, wenn sich beide, Patient und Therapeut, auf Behandlung einstellen und sich dafür in eine ruhige und störungsfreie Umgebung begeben. Fernbehandlungen sollten nicht länger als 30 Minuten dauern. Ich schlage folgendes Vorgehen bei Fernbehandlungen vor.

Fernbehandlung mit Heilungszahlen

1. *Meditation zur Einstimmung*
2. *Visualisierung des Patienten sowie seiner Geburtszahl und Persönlichkeitszahl zum Kontaktaufbau*
3. *Anwendung der Heiltechnik*
4. *Entspannung und Ruhe*
5. *Abschluss, energetische Selbstreinigung*

Ich erläutere ihnen auf den folgenden Seiten nun mehrere Varianten für den Heilungsteil. So können sie variabel bleiben und ausprobieren, was am besten zu ihnen und ihren Patienten passt.

Fernheiltechnik 1 - Zahlen schreiben

Ermitteln sie die Geburtszahl, die Persönlichkeitszahl und eine Heilungszahl für die behandelte Krankheit des Patienten. Nehmen sie ein Foto des Patienten und schreiben in zwei gegenüberliegende Ecken des Bildes jeweils die Geburtszahl und die Persönlichkeitszahl. Mitten auf das Bild schreiben sie die Heilungszahl. Schreiben sie alle Zahlen auf die Bildseite. Legen sie das Foto an einen energetisch günstigen Platz.

Diese Methode klingt einfach, ist aber gleichzeitig sehr wirksam. Es ist kein weiteres Ritual notwendig. Wenn sie mit Patienten arbeiten, ist es am besten, wenn sie sich einen geeigneten Platz in ihrer Praxis suchen, um solche Heilungsbilder zu lagern. Legen sie das Foto nicht in die Schublade. Lassen sie es offen liegen.

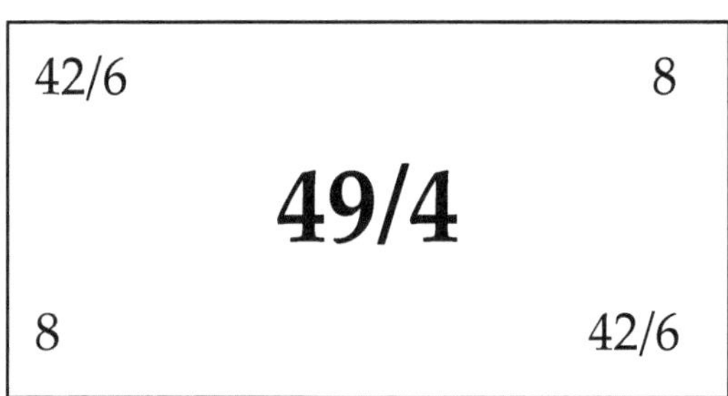

Geburtszahl 42/6 - Persönlichkeitszahl 8 - Heilungszahl 49/4

Natürlich können sie die Zahlen auch auf die Rückseite des Bildes schreiben. Ich nehme immer die Vorderseite. Wenn sie an mehreren Tagen mit diesem Bild des Patienten weiter arbeiten, beispielsweise durch zusätzliche kurze Meditationen und Visualisierungen, so bauen sie schneller Kontakt auf, wenn sie sowohl das Aussehen des Patienten als auch die Heilungszahlen im Blick haben.

Ein kleiner Bergkristall und ein kleines Glas Wasser können außerdem zu dem Heilungsbild gestellt werden. Wasser und Kristalle sind gute Informationsträger und nehmen die Schwingung der Zahlen auf. Zusätzlich können sie den Kristall und Das Wasser vorher mit einer Übertragung aufladen und so die Wirkung noch verstärken. So entsteht ein kleiner Kraftplatz für ihren Patienten in ihren Räumen. Eine brennende Kerze kann zusätzlich Kraft verleihen. Sie kann zeitweise an den Kraftplatz gestellt werden. Denken sie daran, mit der Person, für die sie das Bild anfertigen, in Kontakt zu bleiben und sich über die Entwicklung des Genesungsprozesses zu informieren. Sobald die Beschwerden auf ein Minimum gesunken sind, sollten sie das Heilungsbild verbrennen. Bedenken sie, dass die Frequenz der Heilungszahl sonst etwas anziehen könnte, was der Schwingung entspricht, im Extremfall noch einmal die behandelte Krankheit.

Fernheiltechnik 2 - Visualisierung

Ermitteln sie die Geburtszahl, die Persönlichkeitszahl und eine Heilungszahl für die behandelte Krankheit des Patienten. Schließen sie die Augen und konzentrieren sie sich. Visualisieren sie ihren Klienten. Stellen sie sich vor, dass die Person direkt vor ihnen steht. Visualisieren sie gleichzeitig die Geburtszahl der Person für etwa eine Minute. Dann stellen sie sich die Person bei einer einfachen Aktivität vor. Eine simple Bewegung genügt, beispielsweise ein Spaziergang. Visualisieren sie hierzu die Persönlichkeitszahl, da diese vor allem für die Handlungen steht. Nun visualisieren sie die Heilungszahl so intensiv wie möglich, gleichzeitig das Bild der Person, um die es geht. Bleiben sie einige Minuten bei diesem inneren Bild.

Bei Fernbehandlungen hat es sich als sinnvoll erwiesen, immer zuerst die Geburtszahl und die Persönlichkeitszahl anzuwenden, um so möglichst auf die Grundschwingung der betreffenden Person zu kommen. Auf diesem Wege bauen wir eine Verbindung auf. Erst danach arbeiten wir mit der Heilungszahl, die immer auch durch die heilige Heilungszahl ersetzt werden kann oder durch andere Zahlen, wenn sie mit anderen Heilzahlensystemen arbeiten.

Fernheiltechnik 3 - Zahlen aufmalen

Ermitteln sie die Geburtszahl, die Persönlichkeitszahl und eine Heilungszahl für die behandelte Krankheit des Patienten. Schreiben sie die Geburtszahl und die Persönlichkeitszahl jeweils auf einen kleinen Zettel. Fertigen sie außerdem einige Zettel mit der Heilungszahl an. Gehen sie zu ihrer Behandlungsliege und stellen sie sich vor, dass ihr Patient darauf liegt. Legen sie nun den Zettel mit der Geburtszahl auf das Kopfende der Liege, dort wo der Kopf eines anwesenden Patienten liegen würde. Legen sie den Zettel mit der Persönlichkeitszahl an das Fußende. Nun legen sie einen oder mehrere Zettel mit der Heilungszahl dorthin, wo sie die betreffende Zahl auf den Körper des Patienten schreiben würden, wenn er tatsächlich bei ihnen wäre. Bleiben sie einige Minuten lang im Kontakt mit der Liege und den Zahlen und damit mit ihrem Patienten. Stellen sie sich vor, er würde tatsächlich auf ihrer Liege liegen.

Sie können diese Technik auch mit dem Handauflegen ergänzen. Halten sie einfach eine Hand in einigen Zentimetern Abstand über die Zettel auf der Liege. Der Ablauf entspricht dem Handauflegen bei anwesenden Personen.

Zum Schluss

Jedes Büchlein dieser Ratgeberreihe enthält eine spezielle Methode der alternativen Heilung. In dieser Ausgabe habe ich ihnen das Heilen mit Zahlen vorgestellt. Wie alle anderen Methoden auch, kann diese Methode in einer Sitzung oder zu Hause alleine zum Einsatz kommen oder mit anderen Vorgehensweisen kombiniert werden. Die Übungen und die beschriebenen Techniken sind sehr einfach gehalten und leicht zu erlernen. Sie enthalten gleichzeitig alles, was zur Entfaltung ihrer Wirkung erforderlich ist. Machen sie bitte ihre eigenen Erfahrungen mit den Heilzahlen und ändern sie gerne den Ablauf hier und da ab. Machen sie ihre Behandlung daraus. Sie werden sehen, dass sie mit Hilfe dieser einfachen Behandlungsmethode häufig deutliche und vor allem nachhaltige Heilungsprozesse anstoßen, begleiten und festigen können.
Ich lade sie gleichzeitig dazu ein, weitere Behandlungsmethoden kennen zu lernen und einzuüben. Am Ende des Buches finden sie eine Liste weiterer Ratgeber zu ebenfalls sehr wirksamen und einfach zu erlernenden Techniken. Ich wünsche allen Leserinnen und Lesern viel Erfolg in der Arbeit mit ihren Patienten.

Außerdem von M. Oswald erschienen:

Heilende Zahlen in der Praxis
ISBN 9783844805949

Heilende Zeichen in der Praxis
ISBN 9783844806076

Heilaffirmationen in der Praxis
ISBN 9783844806144

Heilende Farben in der Praxis
ISBN 9783844806182

Die Zauberwiese in der Praxis
ISBN 9783844806205

Quantenheilen in der Praxis
ISBN 9783844806229

Heilhypnose in der Praxis
ISBN 9783844806274

Heilmeditation in der Praxis
ISBN 9783844806953

Armlängentest in der Praxis
ISBN 9783842356061

Hypnosetexte und Suggestionen
ISBN 9783844806908

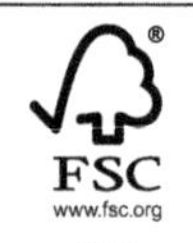

FSC
www.fsc.org
MIX
Papier aus ver-
antwortungsvollen
Quellen
Paper from
responsible sources
FSC® C105338